BEI GRIN MACHT SICH IHR WISSEN BEZAHLT

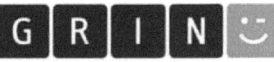

Bibliografische Information der Deutschen Nationalbibliothek:

Die Deutsche Bibliothek verzeichnet diese Publikation in der Deutschen National-
bibliografie; detaillierte bibliografische Daten sind im Internet über http://dnb.d-
nb.de/ abrufbar.

Impressum:

Copyright © 2017 GRIN Verlag
Druck und Bindung: Books on Demand GmbH, Norderstedt Germany
ISBN: 9783668632783

Dieses Buch bei GRIN:

https://www.grin.com/document/412033

Irina Wolinski

Gesundheitsförderung im Setting Schule

Analyse der gesundheitlichen Ausgangssituation und Identifikation praxistauglicher Handlungsansätze zur Gesundheitsförderung

GRIN Verlag

GRIN - Your knowledge has value

Der GRIN Verlag publiziert seit 1998 wissenschaftliche Arbeiten von Studenten, Hochschullehrern und anderen Akademikern als eBook und gedrucktes Buch. Die Verlagswebsite www.grin.com ist die ideale Plattform zur Veröffentlichung von Hausarbeiten, Abschlussarbeiten, wissenschaftlichen Aufsätzen, Dissertationen und Fachbüchern.

Besuchen Sie uns im Internet:

http://www.grin.com/

http://www.facebook.com/grincom

http://www.twitter.com/grin_com

Inhaltsverzeichnis

1   ANALYSE DER AUSGANGSSITUATION 2

1.1   Rahmenbedingungen 2

1.2   Personengruppen im gewählten Setting 2

    1.2.1   Personengruppe Lehrer 2

    1.2.2   Personengruppe Schüler 3

1.3   Analyse gesundheitsbezogener Daten 4

    1.3.1   Analyse gesundheitsbezogener Daten für die Personengruppe Lehrer 4

    1.3.2   Analyse gesundheitsbezogener Daten für die Personengruppe Schüler 5

1.4   Ableitung von Handlungsschwerpunkten 6

    1.4.1   Ableitung von Handlungsschwerpunkten für die Personengruppe Lehrer 7

    1.4.2   Ableitung von Handlungsschwerpunkten für die Personengruppe Schüler 7

2   SCHWERPUNKTTHEMA FÜR EIN PROJEKT ZUR GESUNDHEITSFÖRDERUNG IM GEWÄHLTEN SETTING SCHULE 9

3   RECHERCHE MODELLPROJEKT 11

4   LITERATURVERZEICHNIS 18

5   TABELLENVERZEICHNIS 19

1 Analyse der Ausgangssituation

In dieser Arbeit wird das Setting Schule bearbeitet.

1.1 Rahmenbedingungen

Das gewählte Setting ist eine Schule. Schulen sind dem Wirtschaftsabschnitt Erziehung und Unterricht zugeordnet. Die gewählte Schule, das XY Gymnasium, befindet sich in der Stadt XY, Zentrum-West. Das Gymnasium ist eine öffentliche Einrichtung. Sie bietet das sprachliche, musische und künstlerische Profil an, wobei insbesondere die musische Ausbildung vertieft wird. Das Gymnasium ist eine Schule mit Ganztagsangebot. Die Schulzeiten werden ab August 2017 geändert, sodass der Unterricht statt 7:30 Uhr um 8:00 Uhr beginnt und ca. 16:00 Uhr endet. Die Schule hat jeweils drei Klassen pro Klassenstufe, wodurch sich 18 Klassen von der Klassenstufe fünf bis Klassenstufe zehn ergeben. Diese 18 Klassen weisen eine Schülerzahl von 454 Schülern. Die Jahrgangsstufen elf und zwölf betragen 182 Schülern. Es ergibt sich eine Gesamtschülerzahl von 636 Schülern an dem Gymnasium. Unter den 182 Schülern der Jahrgangsstufen elf und zwölf sind 0,2 der Prozent Schüler mit sonderpädagogischen Förderbedarf. Die Schüler gehören überwiegend dem sozialen Mittelstand an. An dem Gymnasium lernen ebenfalls Kinder und Jugendliche mit Migrationshintergrund.

1.2 Personengruppen im gewählten Setting

Die Schule weist Personengruppen wie die Schulleitung, Lehrer, Schüler sowie nicht unterrichtendes Personal wie Hausmeister, Sekretariat, Kantinenpersonal auf.
Im Anschluss werden zwei Personengruppen näher beschrieben.

1.2.1 Personengruppe Lehrer

An dem Gymnasium sind 56 Lehrerinnen und Lehrer tätig. Die Schule beschäftigt 40 Lehrerinnen und 16 Lehrer. Der Altersbereich erstreckt sich zwischen 29 und 60 Jahren. Der Alltag eines Lehrers wird von einer sitzenden sowie stehenden Tätigkeit dominiert. Während des Unterrichts steht der Lehrer vor der Klasse und vermittelt Lerninhalte anschaulich an der Tafel, einem Overheadprojektor oder Beamer. Während den Pausenzeiten wird die Gewährleistung der Aufsichtspflicht im Schulgebäude und auf dem Schulhof gesichert. Für die Pausenaufsicht sind nur ein Teil der Lehrer verantwortlich, wobei im „Rotationsprinzip" gewechselt wird. Die anderen Lehrkräfte ziehen sich zu den Pausenzeiten zum Essen zurück. Die Pausen und Freistunden werden sitzend Verbracht. In den Freistunden werden Stunden vorbereitet, Klausuren und Leistungskontrollen korrigiert und benotet. Nach Unterrichtsschluss werden Dienstberatungen oder Elterngespräche durchgeführt. Einige Lehrer betreuen nach Schulschluss Arbeitsgemeinschaften. Oftmals werden Klausuren und Leistungskontrollen zum Korrigieren und Benoten mit nach Hause genommen. Die Stundenvorbereitung erfolgt ebenfalls überwiegend zu Hause. Das unterrichtende Personal hat eine dauerhafte Vorbildfunktion. Nicht zu unterschätzen ist die psychische Belastung, die durch Konflikte zwischen Eltern und Lehrern oder Schülern und Lehrern entstehen.

Der Alltag der Lehrer wechselt zwischen ausschließlich stehender und ausschließlich sitzender Tätigkeit. Die einseitigen Belastungen stellen ein gesundheitliches Risiko für Muskel-Skelett-Erkrankungen dar. Die dauerhafte Vorbildfunktion sowie die alltäglichen Konflikte zwischen dem unterrichtenden Personal und den Schülern oder Eltern stellen eine hohe psychische Belastung dar, die auf Dauer psychische Erkrankungen hervorruft. Durch die Mitnahme von Arbeiten nach Hause, besteht ebenfalls ein erhöhtes Risiko für Überforderung und Stress. Dabei kann dieser Stress zumeist nicht ausgeglichen werden.

1.2.2 Personengruppe Schüler

An dieser Schule lernen insgesamt 636 Schüler, davon 313 Schülerinnen und 323 Schüler. Der Altersbereich liegt zwischen zehn und 19 Jahren. Der Alltag von Schülern wird von der sitzenden Tätigkeit dominiert. Die Schüler sitzen während des Unterrichts und meist auch während den Pausenzeiten. In den großen Pausen wird sich kaum noch sportlich betätigt. Der Schulsport findet zwei Mal pro Woche jeweils 90 Minuten statt. Nach Unterrichtsschluss besuchen überwiegend die jüngeren Schüler eine Arbeitsgemeinschaft. Nach den außerschulischen Aktivitäten werden zu Hause die Hausaufgaben erledigt und für Klausuren oder Leistungskontrollen gelernt. Durch den Druck der heutigen Leistungsgesellschaft wird psychische Belastung provoziert. Schüler werden mithilfe von Schulnoten verglichen und sind angehalten Erwartungen von Eltern und Lehrern zu erfüllen. Innerhalb der Klassen kommt es nicht selten zu Grüppchenbildung, wodurch einzelne Personen aus der Klasse ausgeschlossen und gemobbt werden.

Der Alltag der Schüler wird durch die einseitige sitzende Tätigkeit dominiert. Diese körperliche Inaktivität fördert Muskel-Skelett-Erkrankungen sowie Stoffwechselerkrankungen und Übergewicht/Adipositas. Überforderung, Stress und Mobbing stellen hohe psychische Belastungen dar, die bereits im frühen Jugendalter psychische Erkrankungen fördern.

1.3 Analyse gesundheitsbezogener Daten

1.3.1 Analyse gesundheitsbezogener Daten für die Personengruppe Lehrer

Scheuch, Haufe & Seibt (2015) stellen fest, dass eine krankheitsbezogene Statistik für die Berufsgruppe Lehrkräfte in Deutschland aufgrund der Länderhoheit schwierig zu erstellen ist. „Differenzierende Faktoren sind die unterschiedlichen Schulsysteme und das Beamten- sowie Angestelltenverhältnis. Hinzu kommen die Datenschutzregelungen und die unterschiedlichen statistischen Erfassungssysteme sowie Berufszuordnungen in den Sozialversicherungssystemen" (Scheuch, Haufe & Seibt, 2015, S. 347). Es finden sich im Lehrerberuf Belastungsfaktoren auf physikalischer, chemischer und ergonomischer Ebene. Auf der physikalischen Ebene werden zum Beispiel Lärmbelastungen oder das Raumklima verstanden, während auf der ergonomischen Ebene der Arbeitsplatz betrachtet wird. Gefahrstoffe im Fachunterricht oder Baustoffe werden der chemischen Ebene zugeordnet (Scheuch, Haufe & Seibt, 2015). Dudenhöffer, Claus, Schöne, Vives Pieper, Spahn, Rose et al. (2013) beschreiben weiterhin Belastungsfaktoren auf psychomentaler Ebene wie zum Beispiel Überforderungen und auf sozialer Ebene wie beispielsweise Konflikte (S. 14). „Nicht ausreichende Arbeitspausen, die stetige Zunahme verwaltungsbezogener Aufgaben und Verpflichtungen, als nicht angemessen empfundene Klassengrößen sowie zu hohe Lärmpegel an den Schulen" (Dudenhöffer et al., 2013, S.9) wurden von den Lehrkräften am negativsten beurteilt. Eine Befragung ergab, dass die Mehrheit der Lehrer „Rücken-, Nacken- und Schulterbeschwerden, Übermüdung und Erschöpfung sowie ein Rückgang der Arbeitszufriedenheit" (Dudenhöffer et al., 2013, S. 9) beklagen. Scheuch, Haufe & Seibt (2015, S. 347) halten fest, dass Muskel-Skelett- sowie Herz-Kreislauf-Erkrankungen, wie auch in anderen Berufsgruppen, zu den häufigsten Diagnosen gehören. „Psychische und psychosomatische Erkrankungen kommen dagegen bei Lehrkräften häufiger vor als in anderen Berufen, ebenso unspezifische Beschwerden wie Erschöpfung, Müdigkeit, Kopfschmerzen und Anspannungsgefühl" (Scheuch, Haufe & Seibt, 2015, S. 347). Bauer (2009) fasst zusammen, dass Lehrkräfte „derzeit zu den am stärksten vom Bournout-Syndrom betroffenen Berufsgruppen " (S. 251) gehören, dabei sind zwischen 20% und 30% der Lehrer „von einer signifikanten stressassoziierten Gesundheitsstörung betroffen" (Bauer, 2009, S. 251). Der Krankheitsstand der Versicherten im Schuldienst war geringer als bei Versicherten aus anderen Berufsgruppen (Dudenhöffer et al., 2013 & Scheuch, Haufe & Seibt, 2015). Scheuch, Haufe & Seibt (2015, S.347) halten fest, dass die Hauptgründe für Frühpensionierungen psychische und psychosomatische Erkrankungen waren. Diese wurden in 32% bis 50% aller Fälle als Grund angegeben. „Rund 12 % der im Jahr 2015 pensionierten Lehrerinnen und Lehrer wurden aufgrund von Dienstunfähigkeit in den Ruhestand versetzt" (Statistisches Bundesamt, 2016). Die Lehrkräfte, die 2015 in den Ruhestand versetzt wurden, erreichten ein Durchschnittsalter von 63,5 Jahren. Das Durchschnittsalter, mit dem Lehrer wegen Dienstunfähigkeit in den Ruhestand gingen, lag bei 58.9 Jahren (Statistisches Bundesamt, 2016).

1.3.2 Analyse gesundheitsbezogener Daten für die Personengruppe Schüler

„Die Schulzeit umfasst einen wesentlichen Anteil der Biografie und bestimmt den Alltag der Kinder und Jugendlichen maßgeblich" (Robert Koch-Institut [RKI] & Bundeszentrale für gesundheitliche Aufklärung [BZgA], 2008, S. 161). Ein schlechtes Schulklima sowie ein hoher Leistungsdruck führen zu Belastung oder gar Überforderungen und Ängsten. Solche Faktoren wirken sich negativ auf die Gesundheit der Schüler aus (RKI & BZgA, 2008, S. 161; zitiert nach Hurrelmann, 2005). „Rund 15 Prozent der Kinder und Jugendlichen in Deutschland – bei Jungen häufiger als bei Mädchen – finden sich Anhaltspunkte für psychische Probleme" (RKI & BZgA, 2008, S. 21). Angststörungen, aggressiv-dissoziale Auffälligkeiten, hyperkinetische Verhaltensmuster und Depressionen treten am häufigsten auf. Die Schüler fallen durch Unaufmerksamkeit und motorische Unruhen auf (RKI & BZgA, 2008, S. 21). Die Aufmerksamkeitsdefizit-/ Hyperaktivitätsstörung (ADHS) wurde bei ca. fünf Prozent der Kinder und Jugendlichen ärztlich diagnostiziert (RKI & BZgA, 2008, S. 57). Die Hauptsymptome sind Unaufmerksamkeit, Hyperaktivität sowie Impulsivität (RKI & BZgA, 2008, S.57). Mit Beginn der Pubertät nehmen die Symptome wieder ab. „Vor allem die Hyperaktivität wird kaum noch auffällig, sie kann sich jedoch noch als quälende Unruhe und inneres Getriebensein zeigen" (Bundeszentrale für gesundheitliche Aufklärung [BZgA], 2014, S. 14). Die Aufmerksamkeitsstörungen sowie die Impulsivität bleiben erhalten, wodurch problematische Schulleistungen entstehen (BZgA, 2014, S.14). Diese psychische Störung beeinträchtigt sowohl den Schüler als auch sein familiäres und soziales Umfeld (RKI & BZgA, 2008, S. 57). Unfallverletzungen sind die häufigsten gesundheitlichen Beeinträchtigungen bei Kindern und Jugendlichen. „Pro Jahr erleiden etwa 15 Prozent der Kinder und Jugendlichen mindestens eine behandlungsbedürftige Unfallverletzung: Jungen sind öfter betroffen als Mädchen" (RKI & BZgA, 2008, S. 33). Die meisten Verletzungen entstehen beim Sport, in der Freizeit und in der Schule (RKI & BZgA, 2008, S. 33). Unfallbedingte Verletzungen in der Schule erlitten ca. fünf Prozent der fünf- bis 17-Jährigen (RKI & BZgA, 2008, S.36). Eine „regelmäßige körperliche Aktivität fördert die Reaktionsfähigkeit und motorische Koordination, wodurch sich bestimmte Unfälle verhüten lassen" (RKI & BZgA, 2008, S.33). In Deutschland sind ca. 15 Prozent der Kinder und Jugendlichen übergewichtig, wobei bei ungefähr einem Drittel der übergewichtigen bereits von Adipositas gesprochen werden kann (RKI & BZgA, 2008, S.41). „Übergewicht kann bereits bei Kindern zu Bluthochdruck, Fettstoffwechselstörungen oder Diabetes führen" (RKI & BZgA, 2008, S. 41). RKI & BZgA (2008, S. 63) halten fest, dass Jugendliche viel Zeit mit elektronischen Medien verbringen und deshalb häufig körperlich inaktiv sind. Der Schulalltag ist ebenfalls durch eine Einschränkung der Bewegungsfreiheit gekennzeichnet (Breithecker, 1998). Eine regelmäßige sportliche Aktivität ist „nicht nur eine notwendige Voraussetzung für die organische und motorische Entwicklung, sie spielt auch bei der Bewältigung altersspezifischer Entwicklungsaufgaben und der Ausbildung sozialer Kompetenzen eine Rolle" (Opper, Worth, Wagner & Bös, 2007, S. 879). Die Ergebnisse der KiGGS-Studie zeigen, dass „etwa jedes vierte Kind im Alter von 3 bis 10 Jahren nicht regelmäßig und jedes zehnte Kind nie sportlich aktiv ist" (RKI & BZgA, 2008, S.66). Nur 28,8 Prozent der Jungen im Alter von elf bis 17 Jahren werden der gewünschten fast täglichen sportlichen Aktivität gerecht, bei den gleichaltrigen Mädchen sind es nur 17,3 Prozent (RKI& BZgA, 2008, S. 66). Breithecker (1998) hält fest, dass sich die Schule als bewegungsunfreundlich und gesundheitsgefährdend herausstellt.

1.4 Ableitung von Handlungsschwerpunkten

Die Tabelle stellt eine kurze Übersicht über die geplanten Handlungsschwerpunkte dar.

Tab. 1: Übersicht über die Ableitung von Handlungsschwerpunkten (eigene Darstellung)

Personengruppe	Handlungsschwerpunkte
Lehrer	Ausgleich von einseitigen Bewegungsgewohnheiten im Alltag durch sportliche Aktivität
	Förderung von Stressbewältigungskompetenzen
Schüler	Reduktion von Bewegungsmangel im Schulalltag
	Prävention und Reduktion von Übergewicht

1.4.1 Ableitung von Handlungsschwerpunkten für die Personengruppe Lehrer

Die zentralen Handlungsschwerpunkte der Personengruppe Lehrkräfte zielt auf die Handlungsfelder Bewegung und Stressmanagement ab. Im Bereich Bewegung steht der Ausgleich von einseitigen Bewegungsgewohnheiten im Alltag durch sportliche Aktivität im Vordergrund, während im Bereich des Stressmanagements die Förderung von Stressbewältigungskompetenzen eine wichtige Rolle einnimmt. Diese Handlungsschwerpunkte wurden aufgrund von den bereits erwähnten psychischen und physischen Beschwerden der Lehrkräfte gewählt. Da die Mehrheit der Lehrer „Rücken-, Nacken- und Schulterbeschwerden, Übermüdung und Erschöpfung sowie ein Rückgang der Arbeitszufriedenheit" (Dudenhöffer et al., 2013, S. 9) beklagt, wird der Fokus auf das Handlungsfeld Bewegung gelegt, um muskulären Verspannungen sowie bereits vorhandene muskulären Dysbalancen entgegen zu wirke. Scheuch, Haufe & Seibt (2015) konstatieren, dass psychische und psychosomatische Erkrankungen sowie unspezifische Beschwerden wie Erschöpfung, Müdigkeit, Kopfschmerzen und Anspannungsgefühl in der Berufsgruppe der Lehrkräfte am häufigsten vorkommen, weshalb das Handlungsfeld Stressmanagement gewählt wurde.

Die settingbezogene Gesundheitsförderung ist von großer Bedeutung, da die Maßnahmen direkt am Arbeitsplatz der Lehrkräfte durchgeführt werden. So wird die Gesundheit als allgemeines betriebliches Ziel verankert und den psychischen und physischen Erkrankungen entgegengewirkt werden. Das Schulpersonal selbst erlernt wichtige Eckpunkte zum Thema Gesundheitsförderung am Arbeitsplatz und setzt diese direkt um, als Beispiel ist die ergonomische Gestaltung des Arbeitsplatzes zu nennen, sodass das Personal zu einem gesundheitsbewussten Verhalten befähigt wird. Durch das gemeinsame Absolvieren des Gesundheitsförderungsprogramms, wird der kollegiale Zusammenhalt und Teamwork sowie die persönlichen Ressourcen gestärkt (GKV-Spitzenverband, 2014).

1.4.2 Ableitung von Handlungsschwerpunkten für die Personengruppe Schüler

Die zentralen Handlungsschwerpunkte der Personengruppe Schüler zielen auf die Handlungsfelder Bewegung und Ernährung ab. Im Bereich Bewegung die Reduktion von Bewegungsmangel im Schulalltag, während im Bereich der Ernährung die Prävention und Reduktion von Übergewicht und Adipositas eine wichtige Rolle einnimmt. Diese Handlungsschwerpunkte wurden aufgrund der bereits erwähnten körperlichen Inaktivität im Alltag der Kinder und Jugendlichen und des Übergewichts/ Adipositas gewählt. Das überwiegende Sitzen während der Schulzeit und in der Freizeit bildet zusammen mit einer ungesunden und unregelmäßigen Ernährung einen Risikofaktor für Überge-wicht und Adipositas, die im weiteren Verlauf Bluthochdruck und Stoffwechselerkran-kungen mit sich bringen (RKI & BZgA, 2008). Der Fokus wird auf die Reduktion des Bewegungsmangels im Alltag gelegt, um eine regelmäßige sportliche Aktivität im Schulalltag zu gewährleisten. Diese ist „nicht nur eine notwendige Voraussetzung für die organische und motorische Entwicklung, sie spielt auch bei der Bewältigung alters-spezifischer Entwicklungsaufgaben und der Ausbildung sozialer Kompetenzen eine Rolle" (Opper, Worth, Wagner & Bös, 2007, S. 879).

Die settingbezogene Gesundheitsförderung ist im Setting Schule von großer Bedeutung, da diese Kinder aller sozialen Schichten erreicht. Im weiteren Verlauf können Fehlzei-ten in der Schule reduziert werden, da die Schüler dazu befähigt werden ihr psychi-sches, physisches und soziales Potenzial auszuschöpfen. Die Schüler erlernen einen gesundheitsförderlichen Umgang miteinander, sodass Konfliktpotenzial frühzeitig er-kannt und beseitigt wird. Eine gemeinsame Schulgestaltung schafft ein angenehmes Lernumfeld und erhöht das Zugehörigkeitsgefühl zur Schule (GKV-Spitzenverband, 2014).

2 Schwerpunktthema für ein Projekt zur Gesundheitsförderung im gewählten Setting Schule

In der nachfolgenden Tabelle werden die Zielgruppe, das Thema des Gesundheitsprojekts sowie die Ausgangssituation beschrieben.

Tab. 2: Beschreibung des Gesundheitsförderungsprojekts (eigene Darstellung)

Beschreibung der Zielgruppe	Es wird die Zielgruppe der Schülerinnen und Schüler gewählt. An dem Gesundheitsförderungsprojekt sollen weibliche und männliche Kinder und Jugendliche der Klassenstufen fünf bis zehn teilnehmen. Diese Klassenstufen umfassen die zehn bis 17-Jährigen Schülerinnen und Schüler, die die meiste Zeit ihres Alltags in der Schule verbringen und von Bewegungsmangel geplagt werden (RKI & BZgA, 2008; Breithecker, 1998). Diese Altersgruppe erfasst gerade in den jüngeren Klassenstufen nahezu alle Schüler, sodass präventive Maßnahmen bereits im jungen Alter wirksam werden können. Die Schüler, insbesondere Schüler der Klassenstufen fünf und sechs, erlernen durch das Projekt einen gesunden Umgang miteinander, was ein besseres Schulklima erzeugt (GKV-Spitzenverband, 2014). Nur 28,8 Prozent der Jungen im Alter von elf bis 17 Jahren werden der gewünschten fast täglichen sportlichen Aktivität gerecht,
Beschreibung der Zielgruppe	bei den gleichaltrigen Mädchen sind es nur 17,3 Prozent (RKI& BZgA, 2008, S. 66). Der Alltag wird durch elektronische Medien beeinflusst. Eine vermehrte körperlich-sportliche Inaktivität ist das Resultat. Folgen der unzureichenden sportlichen Aktivität sind Übergewicht und Adipositas sowie Unfallverletzungen. Das RKI & die BZgA (2008) sind der Ansicht, dass regelmäßige körperliche Aktivität die Reaktionsfähigkeit und motorische Koordination fördert, wodurch bestimmten Unfällen präventiv vorgebeugt werden kann.
Thema des Gesundheitsprojekts	Projekt zur gesundheitsförderlichen Optimierung der körperlich-sportlichen Aktivität im Schulalltag der Kinder und Jugendlichen
Begründung der Themenauswahl	Da der Alltag von Kindern und Jugendlichen überwiegend von körperlicher Inaktivität und Bewegungsangel dominiert wird (RKI & BZgA, 2008; Breithecker, 1998), soll ein Projekt zur Steigerung der körperlich-sportlichen Aktivität im Schulalltag durchgeführt werden.
Ausgangssituation / Problemstellung im Setting Schule	Der Schulalltag wird überwiegend im Sitzen verbracht. Lediglich zwei Sportunterrichtseinheiten je eineinhalb Stunde pro Woche sind im festen Unterrichtsplan integriert. In den Schulen gibt es einheitliche Schreibbänke und Sitzstühle, sodass kein ergonomisches Arbeiten am Schularbeitsplatz für alle Schüler gleichermaßen möglich wird. Weiterhin sind die Lichtverhältnisse nicht optimal geregelt, da nicht alle Schüler am Fenster sitzen können. Der Einsatz vom „künstlichen Licht" wird erforderlich. Während des Unterrichts herrscht zumeist Unruhe, da sich viele Schüler in einem Raum befinden. Diese Unruhe entsteht bei-

spielsweise durch Gespräche, unruhiges Sitzen oder das sich nicht Konzentrieren können. Durch die Unruhe werden sowohl Schüler als auch Lehrer beeinträchtigt und gestört. Es entsteht und unangenehmes Klassenklima.

Die nachfolgende Tabelle stellt Interventionsziele des Gesundheitsprojekts dar.

Tab. 3: Überblick über die Ziele des Gesundheitsförderungsprojekts (eigene Darstellung)

Übergeordnetes Interventionsziel:		
Steigerung der körperlich-sportlichen Aktivität im Schulalltag von Kinder und Jugendlichen		
Teilziel 1:	**Teilziel 2:**	**Teilziel 3:**
Verbesserung der motorischen Leistungsfähigkeiten	Förderung der Bewegung im Schulalltag	Verbesserung der sozialen Kontakte
Feinziel 1:	**Feinziel 1:**	**Feinziel 1:**
Verbesserung der Ausdauer	Bereitstellung von Kleinsportgeräten in den großen Pausen	Verbesserung der Teamfähigkeit und Fairness
Feinziel 2:	**Feinziel 2:**	**Feinziel 2:**
Verbesserung der koordinativen Fähigkeiten	Verstärkte Förderung von Sport-AG´s	Förderung der sozialen Kompetenzen
Feinziel 3:	**Feinziel 3:**	**Feinziel 3:**
Verbesserung der Kraftausdauer	Einführung von kurzen „bewegten Pausen" während des Unterrichts	Förderung der Zugehörigkeit zur Klasse und Schule

Als übergeordnetes Interventionsziel ist die Steigerung der körperlich-sportlichen Aktivität im Schulalltag von Kindern und Jugendlichen. Die Teilziele beinhalten die Verbesserung der motorischen Fähigkeiten, die Förderung von Bewegung im Schulalltag sowie die Verbesserung der sozialen Kontakte. Das Teilziel Verbesserung der motorischen Fähigkeiten soll die koordinativen und konditionellen Fähigkeiten fördern. Das Ziel Verbesserung der sozialen Kontakte soll die Teamfähigkeit und Fairness, die sozialen Kompetenzen sowie die Zugehörigkeit zur Klasse und allgemein zur Schule selbst verbessern. Das letzte Teilziel soll die Schule als Setting positiv beeinflussen in dem beispielsweise Sport-AGs gefördert werden und Kleinsportgeräte in den großen Pausen zur Verfügung gestellt werden.

Die Ziele wurden so gewählt, dass sowohl verhaltens- als auch verhältnispräventive Maßnahmen im Projekt umgesetzt werden. Es wurden zum Einen die rein sportlichen Faktoren berücksichtigt als auch die sozialen Aspekte, sodass eine ganzheitliche Gesundheitsförderung möglich wird. Denn die körperlich-sportliche Aktivität ist „nicht nur eine notwendige Voraussetzung für die organische und motorische Entwicklung, sie spielt auch bei der Bewältigung altersspezifischer Entwicklungsaufgaben und der Ausbildung sozialer Kompetenzen eine Rolle" (Opper, Worth, Wagner & Bös, 2007, S. 879). Nach Breithecker (1998) ist die Schule bewegungsunfreundlich und gesundheitsgefährdend, dies soll sich mit dem Teilziel Förderung der Bewegung im Schulalltag ändern.

3 Recherche Modellprojekt

In der nachfolgenden Tabelle wird das Modellprojekt für das Setting Schule von der DAK-Gesundheit dargestellt.

Tab. 4: Beschreibung des Modellprojekts (eigene Darstellung)

Titel des Modellpro-jekts	Gemeinsam gesunde Schule entwickeln
Projektlaufzeit	2007-2013
Initiatoren/ durch-führende Institutio-nen	DAK-Gesundheit
Ausgangssituation und Ziele Ausgangssituation und Ziele	Ausgangssituation: „Ungleich verteilte Bildungs- und Gesundheitschancen bei Kindern und Jugendlichen, eine zunehmende psychische Beanspruchung der Lehrkräfte sowie stetig steigende Anforderungen an die Organisation Schule prägen das Bild gegenwärtiger Entwicklungen" (Paulus, Schumacher, Sieland, Burrows, Rupprecht & Schwarzenberg, 2014, S.106). Ziele: „Nachhaltige Gesundheitsförderung von Schüler_innen und Lehrer_innen, partizipativer Schulentwicklungsprozess, langfristige Sicherung der Entwicklungskompetenz von Schulen" (Paulus et al., 2014, S.7) sind Ziele dieses Projekts. Die Projektschulen sollen „ bei der Entwicklung zu gesundheitsfördernden und leistungsförderlichen Lebens- und Arbeitswelten begleitet werden" (Paulus et al., 2014, S. 5). Leitziele sind eine verbesserter Lehrer- und Schülergesundheit und eine Steigerung der Schulqualität (Paulus et al., 2014, S. 5). Weiterhin sollen Schulen dazu befähigt werden, „ihre Schulentwicklung nach Projektabschluss

11

	eigenständig fortführen zu können" (Paulus et al., 2014, S. 5).
Methoden bzw. Projektaufbau und –ablauf	Die DAK-Initiative rekrutierte 30 Schulen aus sieben Bundesländern (Hamburg, Hessen, Mecklenburg-Vorpommern, Niedersachsen, Nordrhein-Westfalen, Schleswig-Holstein und Thüringen). Dabei wurden 26.000 Schüler, 1.600 Lehrkräfte und 52.000 Eltern erreicht (Paulus et al., 2014, S.22). Die Projektlaufzeit betrug drei Jahre (Paulus et al., 2014, S. 13). Die Projektumsetzung erfolgte nach den folgenden Prinzipien (Paulus et al., 2014, S. 106): Es wurde eine Beratung nach dem Organisationsentwicklungsmodell durchgeführt. Gesundheitsförderung sollte „konsequent mit der schulischen Qualitätsentwicklung verbunden werden" (Paulus et al., 2014, S. 106). Nach dem Prinzip der Ganzheitlichkeit wurden Maßnahmen, „die auf eine Verbesserung der Arbeits- und Lernbedingungen zielen und die die Kompetenzen und Ressourcen von Schüler_innen und Lehrkräften stärken (Verhältnis- und Verhaltensprävention)" (Paulus et al., 2014, S.106) umgesetzt. Nach dem Prinzip der Selbststeuerung und
Methoden bzw. Projektaufbau und –ablauf	Partizipation wählten die Schulen die für sie wichtigsten Themen aus und entwickelten Maßnahmen. Sie wurden in die Prozess- und Ergebnisevaluation mit einbezogen. „Durch die Umsetzung eines tief greifenden systematischen Veränderungsprozesses wurden die Entwicklungskompetenzen der Schulen gestärkt und die Schulen nachhaltig befähigt, ihre Schulentwicklung nach Projektabschluss selbstständig weiterführen zu können" (Paulus et al., 2014, S. 106). Zielgruppen waren Schulen aller Schulformen, wobei die Haupt-/Real- oder Regionalen Schulen einen Anteil von 30 Prozent ausmachten (Paulus et al., 2014, S.23.).Die Personengruppen Lehrkräfte, Schüler, Eltern und nicht unterrichtendes Personal stellten die konkrete Zielgruppe dar (Paulus et al., 2014, S.5). Es wurden sowohl verhaltens- als auch verhältnispräventive Maßnahmen durchgeführt, sodass die Schule nicht nur einen Zugangsweg darstellte sondern auch selbst Gegenstand einer gesundheitsförderlichen Umgestaltung wurde (Paulus et al., 2014, S. 106). Durch die Einbindung der Zielgruppe in den Veränderungsprozess, konnten die Kompetenzen und Fähigkeiten geför-

	dert werden (Paulus et al., 2014, S.106). „Der Bedarf der Zielgruppen wurde zu Beginn mit einer fragbogengestützten Analyse umfassend erhoben und der Veränderungsbedarf gezielt daraus abgeleitet. Die umgesetzten Maßnahmen sowie der gesamte Prozess wurden evaluiert, nachhaltig in die schulischen Strukturen implementiert und in den Schulen dokumentiert" (Paulus et al., 2014, S. 106-107). Während der Projektlaufzeit wurden bereits bestehende Angebote für die Schulen evaluiert und weiterentwickelt (Paulus et al., 2014, S. 107).
	In den drei Jahren wurden Maßnahmen zum Thema Ernährung, Sport und Bewegung, Stärkung von Schutzfaktoren sowie psychosoziale Unterstützungsangebote, die der Stärkung des Gesundheitsverhaltens der Schüler dienen sollten, umgesetzt . Konkrete Maßnahmen waren in diesem Bereich beispielsweise eine Verbesserung des Essensangebotes im Speisesaal, Bereitstellung von Obst und Wasser im Klassenzimmer, die Durchführung von Sportfesten, Bewegungsangebote im Unterricht, Einrichtung von Kummerkästen sowie Förderung des sozialen Lernens (Paulus et al., 2014, S.65). Des Weiteren sollten räumliche
Methoden bzw. Projektaufbau und –ablauf	Bedingungen verbessert werden, dazu wurden Maßnahmen zur Verbesserung der Ausstattung, Einrichtung der Räume, Umgestaltung der Schule sowie Verbesserung der Orientierung eingeleitet (Paulus et al., 2014, S.67). Die konkreten Maßnahmen bestanden darin beispielsweise ergonomische Arbeitsplätze für Schüler und Lehrer einzurichten, Ruhe- und Wohlfühlräume für Schüler und Lehrer, eine Umgestaltung der Unterrichtsräume durch die Schüler sowie Farbleitsysteme zur besseren Orientierung im Schulhaus (Paulus et al., 2014, S. 66). Weiterhin sollte die Schulkultur gesundheitsförderlich gestaltet werden, weshalb Maßnahmen wie Regeln und Regeleinhaltung, Mentoring, Schülerpartizipation und Schülersozialklima sowie die Identifikation mit der Schule umgesetzt wurden. Hierbei wurden Maßnahmen wie beispielsweise die Einführung von Lernpatenschaften, die Formulierung und Kommunikation von verbindlichen Schul-/ Pausen und Klassenregeln, Maßnahmen zur besseren Integration der Schülervertretung sowie eine Gestaltung schuleigener Hausaufgaben durchgeführt (Paulus et al., 2014, S. 67).

Projektevaluation/ Ergebnisse	Insgesamt verlief das Projekt an den Schulen sehr erfolgreich (Paulus et al., 2014, S.113). Es gibt sieben wichtige Projektergebnisse: 1. Gesundheitsgefährdende Arbeitsbedingungen reduzieren „Der Anteil der Risikoschulen mit erheblichen Gesundheitsrisiken für Lehrkräfte und Schüler_innen hat im Projektverlauf von 60 Prozent auf 15 Prozent deutlich abgenommen" (Paulus et al., 2014, S. 108). 19 Prozent der Schulen konnten sich zu guten gesunden Schulen entwickeln und 60 Prozent zu einer „in Ansätzen gesundheitsfördernden Schule" (Paulus et al., 2014, S.108) entwickeln. Es wurde keine Verschlechterung in den Projektschulen festgestellt. „66,7 Prozent der Schulen haben bedeutsame Veränderungen erzielt, 40,7 Prozent haben sich zu guten gesunden Schulen entwickelt" (Paulus et al., 2014, S.108). 2. Brennpunktschulen schneiden erfolgreich ab Es wurde festgestellt, dass Schulen aus Regionen mit einer überdurchschnittlichen Arbeitslosigkeit und geringer Wirtschaftskraft nicht weniger erfolgreich waren als Schulen aus besseren sozialen Umfeldern (Paulus et al., 2014, S. 108). 3. Die Schulen erreichten den Großteil ihrer Ziele Im Durchschnitt haben die Schulen ca. zwei Drittel ihrer Projektziele nach 2,5 Jahren erreicht (Paulus et al., 2014, S.109). 4. Projekterfolg am höchsten von Schulleitung und Eltern eingeschätzt 60 Prozent der Schulleiter beurteilen das Projekt als sehr erfolgreich. Ähnlich sehen es Lehrer und Eltern (Paulus et al., 2014, S.109). 5. Schüler- und Lehrerpartizipation steigern – Schulklima verbessern „Mit 48 Prozent konnte knapp die Hälfte der Schulen (N=13) die Beteiligung von Schüler_innen oder/und Lehrkräften an der Schulentwicklung verbessern und damit einen wichtigen Beitrag zur Stärkung ihrer Schule und ihrer Schulmitglieder leisten" (Paulus et al., 2014, S. 109). Die Aggressivität zwischen den Schülern und die Schulunlust

14

	nahmen deutlich ab. Es verbesserte sich an Schulen mit hoher Schülerpartizipation die Identifikation mit der Schule und die Zufriedenheit (Paulus et al., 2014, S. 109).
	
	Eine verbesserste Lehrerpartizipation führte zu einem besseren kollegialen Klima und somit mit einer geringeren psychischen Beanspruchung von Lehrern (Paulus et al., 2014, S. 109-110). Auch bei den Lehrern stieg die Zufriedenheit und die Identifikation zur Schule.
	
	      6. Gesicherte Nachhaltigkeit
	270 Schulmitglieder wurden in Steuerkreis- und Moderatorenschulungen fortgebildet. Nach Projektende plant die Mehrheit von Schulen eine Beibehaltung des Steuerkreises und Fortführung der Projektgruppenarbeit (Paulus et al., 2014, S. 112)
	
	      7. Schulen zur selbstständigen Schulentwicklung befähigt
	„96 Prozent der Schulen trauen sich zu, nach Projektende gesundheitsbezogene Schulentwicklung selbstständig fortzuführen" (Paulus et al., 2014, S.112). Dabei wünschen sich 40 Prozent der Schulen eine punktuelle externe Unterstützung (Paulus et al.,

Projektevaluation/ Ergebnisse	2014, S.112).
Schlussfolgerungen für die Praxis	Folgende Schlussfolgerungen werden für Folgeprojekte beschrieben: **Eine Schulspezifische Beratung** Ein Vorabscreening erfasst Ausgangsbedingungen und den Entwicklungsstand der Schule, sodass eine Beratung und Begleitung einer Schule auf der Grundlage von abgeleiteten schulspezifischen Beratungsempfehlungen erfolgt (Paulus et al., 2014,S.118). **Flexibilisierung des Angebots** Es soll ein Angebot mit flexiblen Bausteinen entwickelt werden, sodass diese von unterschiedlichen Schultypen individuell genutzt werden können. Ebenfalls kann die Projektlaufzeit an den Bedarf und den Entwicklungsstand der Schule angepasst werden, sodass bei frühzeitigen Erfolgen ein vorzeitiger Ausstieg

ermöglicht wird (Paulus et al., 2014,S.118).

Steigerung der Effizienz durch Modularisierung

Es sollen Themenspezifische Module erstellt werden, die von den Schulen abgerufen werden können und auf die jeweilige Schulsituation übertragen werden können, sodass die schulischen Ressourcen entlastet werden (Paulus et al., 2014,S.118).

Den Anfang gezielt gestalten

Die Schulen durchlaufen ein Vorabscreening und eine Ziel- und Auftragserklärung bevor diese in ein Projekt aufgenommen werden. Weiterhin wird bereits im Vorfeld die Bereitschaft zur Unterstützung des Modells sichergestellt (Paulus et al., 2014,S.118).

Ausbildung von Gesundheitsmanagern

Schulinterne Gesundheitsmanger sollen die Nachhaltigkeit und Kompetenzentwicklung steigern (Paulus et al., 2014,S.118).

Schlussfolgerungen für die Praxis

Gestaltung und Steuerung des Prozesses in den Schulen

Für eine große Beteiligung an der Umsetzung des Projekts wird durch die Projektverantwortlichen gesorgt, sodass Großveranstaltungen als Raum für Austausch oder Information dienen (Paulus et al., 2014,S.118).

Externe Begleitung

Die Projektumsetzung wird von einer externen Begleitung unterstützt, wobei diese ein fachlicher Experte und Ansprechpartner für Fragen zur Prozessgestaltung sowie Gesundheitsförderung ist (Paulus et al., 2014,S.118).

Vernetzung stärken

Es werden regionale Schwerpunkte gebildet, um die Nachhaltigkeit zu fördern. Außerdem sollen Schulen in einem größeren Austausch miteinander stehen (Paulus et al., 2014,S. 119).

Einbindung externer Partner

Die Gesundheitsförderung im Setting Schule sollte eine gesamtgesellschaftliche Aufgabe darstellen, nicht nur der der Schulen und Krankenkassen. Partner können beispielsweise Rahmenbedingungen von Schulen gestalten und Interesse an der Gesundheit der Personengruppen im Setting Schule zeigen (Paulus et al., 2014,S. 119).

Die gewählten Methoden und Inhalte des Modellprojekts sind für eine Intervention im Setting Schule geeignet. Es wird sowohl Verhaltens- als auch Verhältnisprävention betrieben. Das Modellprojekt orientiert sich an den Richtlinien des Leitfadens Prävention, sodass die vorgeschriebenen notwendigen Schritte, die zur Umsetzung von Gesundheitsförderungsprojekten in Schulen beschrieben werden, berücksichtigt und umgesetzt wurden. In diesem Modellprojekt profitieren vorrangig die Schüler vom Gesundheitsförderungsprojekt. Diesen wurde durch bestimmte Maßnahmen ein gesundheitsförderlicher Umgang miteinander näher gebracht, während die Schule selbst gesundheitsförderlich umgestaltet wurde (GKV-Spitzenverband, 2014, S. 36-40).

4 Literaturverzeichnis

Bauer, J. (2009). Bornout bei schulischen Lehrkräften. *Psychotherapie im Dialog, 10* (3), 251–255.

Breithecker, D. (1998). *Bewegte Schule - vom statischen Sitzen zum lebendigen Lernen.* Wiesbaden: Bundesarbeitsgemeinschaft für Haltungs- und Bewegungsförderung.

Bundeszentrale für gesundheitliche Aufklärung (Hrsg.). (2014). *adhs. aufmerksamkeits-defizit/hyperaktivitätsSyndrom... was bedeutet das?.* Zugriff am 10.06.2017. Verfügbar unter http://www.bzga.de/botmed_11090100.html

Dudenhöffer, S., Claus, M., Schöne, K., Vives Pieper, P., Spahn, D. & Rose, D.-M. et al. (2013). *Gesundheitsbericht der Lehrkräfte und Pädagogischen Fachkräfte in Rheinland-Pfalz. Schwerpunkt: Förderschulen. Schuljahr 2011/2012.* Zugriff am 11.06.2017. Verfügbar unter http://www.unimedizin-mainz.de/fileadmin/kliniken/ifl/Dokumente/Gesundheitsbricht_fuer_das_Schuljahr_2011_2012__Institut_fuer_Lehrergesundheit__verschluesselt_.pdf

GKV-Spitzenverband. (2014). *Leitfaden Prävention. Handlungsfelder und Kriterien des GKV-Spitzenverbandes zur Umsetzung der §§ 20 und 20a SGB V vom 21. Juni 2000 in der Fassung vom 10. Dezember 2014.* Zugriff am 11.06.2017. Verfügbar unter http://www.sportprogesundheit.de/fileadmin/Bilder_allgemein/sportabzeichen/GKV-Leitfaden_Praevention_Neu.pdf

Opper, E., Worth, A., Wagner, M. & Bos, K. (2007). Motorik-Modul (MoMo) im Rahmen des Kinder- und Jugendgesundheitssurveys (KiGGS). Motorische Leistungsfähigkeit und körperlich-sportliche Aktivität von Kindern und Jugendlichen in Deutschland. *Bundesgesundheitsblatt, Gesundheitsforschung, Gesundheitsschutz, 50* (5-6), 879–888.

Paulus, P., Schumacher, L., Sieland, B., Burrows, E., Rupprecht, S. & Schwarzenberg, K. (2014). *Evaluationsbericht „Gemeinsam gesunde Schule entwickeln". Eine Initiative der DAK-Gesundheit – Januar 2014.* Zugriff am 09.06.2017. Verfügbar unter https://www.dak.de/dak/download/evaluationsbericht-gemeinsam-gesunde-schule-entwickeln-1405112.pdf

Robert Koch-Institut & Bundeszentrale für gesundheitliche Aufklärung (Hrsg.). (2008). *Erkennen - Bewerten - Handeln: Zur Gesundheit von Kindern und Jugendlichen in Deutschland.* Berlin: Robert Koch-Institut.

Scheuch, K., Haufe, E. & Seibt, R. (2015). Lehrergesundheit. *Deutsches Ärzteblatt international, 112* (20), 347–356.

Statistisches Bundesamt. (2016). *Zahl der Pensionierungen von Lehrkräften bleibt 2015 auf Höchstwert.* Zugriff am 09.06.2017. Verfügbar unter https://www.destatis.de/DE/PresseService/Presse/Pressemitteilungen/2016/12/PD16_455_742.html

5 Tabellenverzeichnis

Tab. 1: Übersicht über die Ableitung von Handlungsschwerpunkten (eigene Darstellung) 6

Tab. 2: Beschreibung des Gesundheitsförderungsprojekts (eigene Darstellung) 9

Tab. 3: Überblick über die Ziele des Gesundheitsförderungsprojekts (eigene Darstellung) 10

Tab. 4: Beschreibung des Modellprojekts (eigene Darstellung) 11

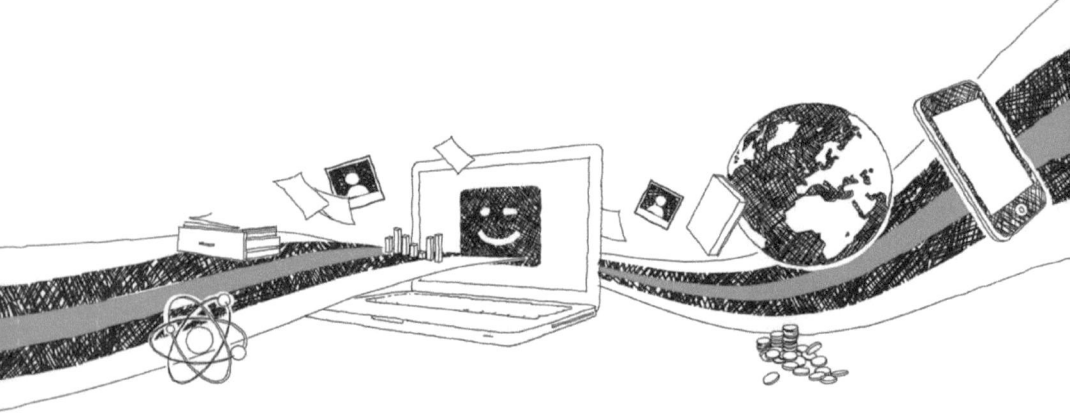
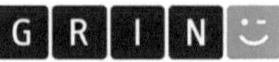